AF463490

SIMPLE QUESTION

D'ÊTRE OU DE N'ÊTRE PAS.

LETTRE DU Dr SALES-GIRONS, RÉDACTEUR EN CHEF DE LA *Revue médicale*, A L'ACADÉMIE DE MÉDECINE.

(Extrait de la REVUE MÉDICALE.)

PARIS

1855

SIMPLE QUESTION
D'ÊTRE OU DE N'ÊTRE PAS.

LETTRE du Dr Sales-Girons, rédacteur en chef de la *Revue médicale*, à l'Académie de médecine.

(Extrait de la Revue médicale.)

Messieurs,

Une discussion de doctrines médicales comparées, qui sera célèbre à plus d'un titre dans les annales de l'Académie, vient d'animer vos travaux d'une vie qui a montré aux plus aveugles où est la lumière de la médecine, et l'élément d'activité qui sied le mieux à l'intelligence du médecin.

Il n'est pas trop tôt, et j'espère qu'il ne sera pas trop tard, de mettre sous vos yeux un résumé de la position qui vous est est faite par les journaux de médecine, vos organes les mieux accrédités, en conséquence de cette discussion. Citons sans autre préambule.

En dehors des citations je serai aussi bref que le comporte une lettre; mais chaque phrase au moins aura son sens.

Commençons par la Gazette médicale. (Ce que nous reproduirons de ce journal comme des autres sera pris à cette place assignée aux articles de fonds qui portent l'esprit du journal lui-même.)

1o Gazette médicale de Paris, no du 14 avril 1855 :

« Une dernière impression résulte pour nous des débats académiques actuels :

» Une seule doctrine, vieille comme le monde et toujours jeune cependant, reste debout quand tout vieillit, passe et s'écroule autour d'elle; connue dans tout le monde civilisé, trônant à Montpellier, elle pousse sourdement des racines jusque sous les terres ennemies cultivées par les Ecoles de Paris et de Strasbourg où des rejetons envahissants surgissent au grand jour de plus en plus nombreux. Cette doctrine, qui s'alimente à une petite Ecole, se soutient par de rares travailleurs, se répand à l'aide d'une presse médicale peu connue *extra-muros*, se passe de parade, d'affiches et de prospectus, et qui se perpétue ainsi d'âge en âge, malgré l'insuffisance des moyens; cette doctrine vénérable, qui ennoblit et relève autant l'homme à ses propres yeux que le matérialisme et le solidisme l'abaissent et l'avilissent; cette doctrine enfin entourée d'un prestige séculaire et dont ses ennemis ne prononcent le nom qu'avec une sorte de respect..... c'est la doctrine de Montpellier. Sa perpétuité, sa permanence dans des conditions matériellement peu vitales, ne prouveraient-elles pas que c'est la seule vraie, ou au moins la plus rapprochée de la vérité, comme nous le pensons? » Signé FÉLIX JACQUOT.

L'admiration pour Montpellier va jusqu'au lyrisme

—

2° L'UNION MÉDICALE, n° du 14 avril 1855, prenant occasion d'une correspondance qui débute par ces lignes :

« Depuis quelques semaines, je suis charmé de ce que je lis dans l'UNION MÉDICALE, et j'y vois avec une extrême satisfaction que vous saisissez toutes les occasions d'éveiller, de stimuler, d'irriter même nos académiciens à l'endroit de la philosophie médicale : jamais on a su mettre plus d'adresse et employer plus d'esprit pour échauffer une discussion nécessaire aujourd'hui, et pour amener sur le terrain qu'on a choisi soi-même en secret, le plus possible de combattants distingués. Faites sonner vos trompettes, faites battre vos tambours; les temps sont venus où la médecine doit marcher à pas de géant, où les médecins doivent sortir d'une logomachie qui égare leur pratique, d'un rationalisme qui donne au monde et au charlatanisme une apparence de raison et de succès au détriment de la science. »

Prenant, dis-je, occasion naturelle de ces félicitations, l'*Union médicale*, vu d'abord la *nécessité scientifique et professionnelle d'une philosophie médicale*, vu ensuite l'urgence d'une formule *de doctrine spiritualiste de vitalisme tolérant et progressif*, propose celle-ci, qui est la sienne, au vote universel du corps médical :

« Le Principe vital n'est point cette puissance intellectuelle de l'âme à laquelle il est, à la vérité, intimement lié. Le principe vital existe en nous ; il assimile les parties analogues, sépare celles qui sont hétérogènes, veille à tout. Toutes ces choses sont autant de faits que la nature donne, qu'aucune hypothèse ne peut renverser, qu'aucun langage ne peut anéantir : reconnaître ces faits, c'est la philosophie la plus ancienne de la terre, comme vraisemblablement elle en sera la dernière. Autant je sais avec certitude que je pense et que je ne connais point ma force pensante, autant je vois et je sens certainement que je vis, quoique je ne connaisse point non plus ce que c'est que le principe de vie. Cette puissance est innée, organique, génératrice ; elle est le fondement de mes forces naturelles ; elle est le génie intime de tout mon être. » AMÉDÉE LATOUR.

Le zèle du *Principe vital* va jusqu'à l'éloquence de la chaire. Le rédacteur en chef de l'*Union* ne se rappelle plus au juste où il a lu ces lignes de Herder : (*Histoire de la philosophie de l'homme intérieur.*) C'est fâcheux pour leur autorité ; mais M. A. Latour les endosse, cela suffit.

—

3° La GAZETTE DES HOPITAUX. Il nous suffirait de rappeler que c'est M. le Dr Brochin qui représente l'esprit doctrinal de cette feuille aujourd'hui, pour dire ce qu'elle pense de la situation actuelle de l'Ecole de Paris ; mais la citation est obligatoire.

N° du 17 avril 1855.

« Il est temps de résumer l'impression de la discussion qui vient de se terminer à l'Académie de médecine :

» Combien sommes-nous loin aujourd'hui de ces doctrines purement *cadavériques* et grossièrement localisatrices que l'on entendait naguère encore se produire au sein des Académies et que l'on peut retrouver encore dans des livres que l'oubli commence à protéger, derniers échos de la philosophie sensualiste que nous a légués un siède *distrait*... On chercherait en vain, soit au sein de l'Académie, soit au sein de l'Ecole, soit dans la presse et parmi tous les hommes qui pensent et qui écrivent, un homme qui voulût les faire renaître. »

Cela dit comme impression générale en faveur du vitalisme, il s'agit de spécifier sa supériorité sur l'organicisme, et de se prononcer sur la conciliation éclectique qui a été proposée. Citons :

« Ce n'est donc point un pacte à égalité de conditions ou de concessions réciproques qui peut rapprocher les deux doctrines (ou les deux Ecoles qu'elles représentent) c'est une renonciation de l'une au profit de l'autre. Nous laissons juger aux lecteurs témoins de la lutte qui vient d'être soutenue, de quel côté doit venir la renonciation. »

Vous voyez, messieurs, que cette renonciation doit venir de Paris. Quant à une formule expresse qui lui serve de profession de foi, la *Gazette des Hôpitaux* la prend dans un livre de M. Cruveilher pour donner plus d'autorité à ce qu'elle aime :

« Le corps de l'homme présente à considérer deux choses, des organes matériels et une force vitale distincte qui ne se voit pas, qui ne se touche pas, manifeste seulement par ses effets, qui lutte sans cesse contre les lois du règne inorganique, arrache à son empire pendant un temps limité une partie de la matière, s'épuise, se répare, se concentre sur un point de l'économie, se dissémine, s'étend enfin sous l'influence sans cesse agissante des corps extérieurs... »

Tout cela pour préparer la caractéristique de l'Ecole de Montpellier que voici :

« Cette force vitale, *bien distincte de l'âme rationnelle*, et aussi bien démontrée que l'existence matérielle des organes, est le fait le plus général de l'économie vivante ; c'est la vie, c'est la force de résistance, c'est l'harmonie, l'unité physiologique, pathologique. »

C'est, vous le voyez, le portrait au daguerréotype du *principe vital* de Montpellier, *bien distinct de l'âme intelligente* c'est là l'important

Voilà, Messieurs, ce qui résulte de la discussion académique sur les doctrines comparées. Voilà, dis-je, ce que vous êtes sortis de cette discussion : vitalistes d'abord ; vitalistes selon le *principe vital* ensuite ; Ecole de Montpellier enfin.

4° Le Moniteur des Hopitaux, par la tendance d'esprit qu'on lui connait et le silence qu'il a gardé lorsque ses plus chers intérêts étaient en jeu, n'a-t-il fait que souscrire implicitement au résultat chanté par les autres journaux (1) ?

—

5° La Gazette hebdomadaire a fait trois grands articles *à côté* de la discussion académique. Cette feuille avait certainement une conclusion pour son œuvre, elle en avait une autre pour l'Académie, elle les garde pour une autre occasion et vous laisse sous le coup du résultat proclamé par les autres journaux. La réticence de M. Dechambre est encore plus regrettable encore que l'abstention de M. de Castelnau.

—

6° L'Abeille médicale a une manière à elle de s'expliquer :

« Déclarer qu'on est vitaliste, c'est proclamer qu'on admet l'existence du soleil qui nous éclaire... Nous prêcher le vitalisme, donc c'est prêcher à des convertis. »

Cela dit, M. Bossu, rédacteur en chef de cette feuille, pour tranquilliser ceux qui pourraient craindre que sa doctrine ne confonde l'âme, le principe psychologique avec le principe de la vie en travail morbide, se transporte de Paris à Alfort et exerce sa pathologie sur un chien malade de la fièvre typhoïde.

Nous connaissons toutes les manières de distinguer l'âme du principe vital, mais nous devons avouer que celle-ci est la plus fière de toutes. Certes si c'est là la doctrine qui résulte de

(1) *P. S.* Le mouvement qui emporte le nord vers le midi a touché M. de Castelnau et, profitant de ce que l'*Union médicale* a écrit que « le *Moniteur des hôpitaux* défendait carrément l'Ecole anatomique, » il s'inscrit formellement contre l'allégation en ces termes : *Qu'entendez-vous par Ecole anatomique* ? Vous jugerez, Messieurs, de la valeur de cette réclamation. (Voir le *Moniteur* du 19 avril 1855.)

la discussion philosophique, l'*Abeille* peut être sûre que son Ecole de Paris distinguera aussi parfaitement que Montpellier les deux termes de cette dualité dynamique. On sait que pour la nouvelle Cos, le chien, comme animal, a un principe vital et n'a pas d'âme rationnelle; la confusion est donc impossible.

—

7° La PRESSE MÉDICALE. Pour *M. Alexandre* MAYER, son rédacteur en chef, il est de notorié publique, dans le monde médical où son journal a pris un rang honorable, que ses affections doctrinales sont acquises au dualisme humain de l'Ecole de Montpellier. L'Ecole de Paris n'a donc rien de mieux à faire, selon ce journal, que d'accepter le fait accompli du jugement universel qui lui assigne le Principe vital *bien distinct de l'âme*, pour sujet et pour objet de toute science.

—

8° La FRANCE MÉDICALE. Ce journal, tout nouveau venu sur la scène, s'est fait un droit d'opinion qu'on ne méconnaîtrait pas impunément. Dans son numéro du 1er avril, M. Edouard Auber, tenant la plume du critique pour juger la doctrine de Paris en comparaison de celle de Montpellier, on devine le verdict tout méridional. Mais dans le numéro du 15 avril se trouve une appréciation, sans signature, qui semble au premier abord moins résolue et plus raisonnée, sans doute pour procéder plus scientifiquement. L'auteur constate, avant tout, la vérité éclatante du vitalisme en général; puis il fait en règle le procès aux animistes qui confondent et perdent « ce *principe vital*, cet » *Enormon* d'Hippocrate, ce subjectif de tous les phénomènes » de la vie tant physiologiques que pathologiques, » d'où viendra à l'Ecole de Paris toute la lumière pour distinguer ce qu'elle a méconnu ou confondu.

En un mot, l'article sans nom de la *France médicale* est la page la plus digne d'un disciple de Montpellier que puisse montrer notre *presse*, sauf l'*Union médicale* et les *Gazettes de Paris et des hôpitaux*.

—

9° Les Archives générales de médecine. Nous regrettons que ce journal, par son mode de publication mensuelle, nous fasse défaut; c'est le seul qui nous eût peut-être fourni des arguments contre cet ensemble général de témoignages qui, par son unité ou son unanimité sera le fait le plus mémorable de l'histoire de la médecine au XIXe siècle.

—

10° La Revue médicale, seule et comme au désert n'a cessé de crier : Prenez garde! voyez d'où vient le vent.

Puis, sentinelle avancée, la *Revue médicale* a été traduite à votre barre. On a fait de son vitalisme sans Principe vital une Ecole *nouvelle*, quoiqu'il date d'Aristote, de Galien et de saint Thomas-d'Aquin, c'est-à-dire la médecine entre la philosophie et la religion qui la soutiennent.

Puis enfin quand le jugement a été prononcé et que tout a été brusquement consommé, cette *Revue médicale* a reconnu sa défaite, et elle vous apporte aujourd'hui copie de la vôtre.

—

En somme, Messieurs, ou l'illusion n'a pas de limites, ou il résulte de ces citations non seulement que le vitalisme a triomphé à l'Académie de médecine, mais que ce vitalisme est bien celui du *Principe vital*, distinct et séparé de l'âme rationnelle, en un mot le vitalisme de Montpellier.

Maintenant, Messieurs, je sais qu'un corps savant comme celui de l'Académie peut répondre brièvement : Que nous importe le dire des journaux de médecine et même leur unanimité d'opinion.

Je me suis permis de prévoir cette réponse de votre part, et, supposant qu'elle ait beau jeu de ce journalisme qui vous importe peu, malgré sa puissance sur l'opinion du corps médical qu'elle forme trop réellement, j'ai cru devoir vous rappeler l'appui que peuvent prêter à cette voix extérieure des journaux la voix intérieure des membres de votre Académie qu'il serait plus difficile de récuser. Je commence par le premier et je serai court parce que vous savez d'avance tout ce que je vais dire :

1° M. Bousquet. Vous connaissez les préférences doctrinales de ce savant distingué. En deux lignes, M. Bousquet a *écarté respectueusement l'âme de ces débats*, ce sont ses paroles, et il est resté vitaliste. Or selon quel principe peut-on être vitaliste quand l'âme intelligente est écartée? Cette demande porte sa réponse : selon le *princ pe vital* bien distinct de l'âme. Donc M. Bousquet a soutenu le vitalisme de l'Ecole de Montpellier.

2° M. Bouillaud. A quoi peut se réduire toute la thèse de l'éminent professeur? A ceci : Les propriétés vitales des organes de Bichat reviennent plus ou moins exactement aux forces vitales de Barthez. Et l'orateur attache un grand prix à ce que ces *propriétés* répètent ces *forces*; que dis-je, le grand honneur de Bichat, selon M. Bouillaud, consiste à avoir dit en d'autres termes ce que Barthez avait écrit avant lui. Je sais que la thèse est fausse, mais la pensée de l'orateur est d'élever Bichat jusqu'à Barthez ou d'abaisser Barthez jusqu'à Bichat, et il s'agit ici de la pensée de vos orateurs. Or Barthez c'est le *principe vital*.

Je passe à dessein ce que M. Bouillaud a pu dire de désavantageux du vitalisme animique, c'est-à-dire sans *principe vital* de la *Revue médicale* qu'il a institué trop gratuitement comme une *troisième* école de médecine, sous le nom de néo-vitalisme, oubliant qu'il date d'Aristote et de Galien, adoptés et confirmés par saint Thomas-d'Aquin (1).

3° M. Gerdy. Ce professeur métaphysicien comme il en reste

(1) Voici quatre lignes prises de ce grand théologien pour prouver que le mot *néovitalisme* n'est pas bien choisi. « Dicunt aliqui quod in nobis aliud est spiritus et aliud anima, ponentes sic duas animas in homine, unam scilicet quæ animat, perficit et vivificat corpus, aliam vero habens intellectum quo intelligimus. Sed hæc sunt reprobata. Unde sciendum quod hæ non differunt secundum essentiam sed secundum potentiam.

Je traduis littéralement : « Il y en a qui disent qu'en nous autre » chose est l'esprit, autre chose est l'âme, posant ainsi deux âmes » dans l'homme, l'une (le principe vital de Montpellier) qui anime, dessert et vivifie le corps, l'autre ayant l'intelligence avec laquelle » nous comprenons; mais ces distinctions sont reprouvées, et il faut » savoir que l'esprit et l'âme ne diffèrent quant à l'essence, mais » quant à la puissance (faculté ou fonction). »

un trop petit nombre dans l'enseignement de la médecine avait surtout qualité pour exprimer une opinion sur le *principe vital* et sur l'âme intelligente; il a jugé à propos de s'abstenir sur ce point; mais il a donné une définition de la maladie *en soi* que vous pouvez comparer avec la définition de M. Lordat et voir la différence qui existe entre l'expression *état pénible* et *état ingrat*; nous craignons bien qu'ils soient d'accord pour le reste de la définition.

4° M. Parchappe. Je cite textuellement: « Entre l'organi-
» cisme et le vitalisme, la vérité est du côté de celui-ci.» Reste à savoir quel vitalisme; Je cite : « L'identification de la force
» qui préside aux phénomènes de la vie avec la force que sup-
» posent les phénomènes de l'intelligence... ne peut être ad-
» mise ni philosophiquement, ni physiologiquement... »

L'orateur continue : « Dans l'impossibilité de pénétrer le
» mystère de l'unité de la vie humaine dans un organisme
» animé par des *forces de nature différente*... On est néces-
» sairement conduit par la nature même des choses... à sé-
» parer dans l'homme le *principe spirituel*, qui régit les mani-
» festations intellectuelles, du *principe vital* qui représente les
» forces qui président à l'exercice des fonctions dans le corps
» vivant. »

Barthez n'a jamais mieux distingué, et M. Lordat n'a jamais mieux séparé ce *principe vital* qui, distinct et séparé de l'âme intellective, constitue le double dynamisme, fonds doctrinal de l'Ecole de Montpellier.

Quant aux applaudissements qui ont couvert ce discours *intus etextra*, je vous laisse, Messieurs, à en apprécier la signification. J'écris une page d'histoire pour vous la soumettre.

5° M. Collineau, philosophe vitaliste qu'il est, en traitant seulement la question de la maladie au point de vue purement méthodique, peut-il laisser à penser que le vitalisme qui triomphait est bien celui qu'il professe? Je ne juge pas.

—

Voilà, Messieurs, ceux de vos membres qui ont parlé à l'Académie ; je ne nomme pas M. Piorry dont le système inavouable par un corps savant peut être considéré comme la raison négative du triomphe de Montpellier. La discussion en effet a été malheureusement établie de façon à faire une alternative nécessaire du ***principe vital*** à l'organopathisme et réciproquement; je comprends votre choix. Mais M. Bouillaud pouvait d'un mot supprimer celui des deux termes qui vous gênait, et le résultat eût été certes bien différent.

Les membres qui n'ont pas parlé et qui devaient le faire sont plus nombreux. Les journaux ont cité les Bérard, les Chomel, les Rostan, les Louis, les Dubois, etc., dont les œuvres étaient en cause. Moi je ne citerai que M. Malgaigne. L'auteur d'une critique comme jamais l'Ecole de Montpellier n'eut à en subir de pareilles, gardant le silence dans un débat où cette école marche contre celle de Paris de succès en succès; le fait est inexplicable. L'excuse d'un orateur ordinaire qui ne veut pas se compromettre à un courant, ne suffit pas à qui recherche et brave les torrents. Si Montpellier écrit les fastes de sa victoire, soyez sûrs, Messieurs, que le silence des illustres représentants de votre école en général et de M. Malgaigne en particulier y fournira la thèse du plus beau chapitre.

Je vous ai montré, Messieurs, selon mon objet, la position qui vous est faite par les journaux qui ont écrit aussi bien que par ceux qui se sont asbtenus, par ceux de vos membres qui ont parlé aussi bien que par ceux qui se sont tus ; ma tâche est remplie, la vôtre commence ; Toutefois une hypothèse finale qui ne saurait en rien léser votre liberté reste.

Acceptez-vous cette position, oui ou non ?

Si oui, après avoir fait graver sur le fronton de votre Faculté : ECOLE DE MONTPELLIER, faites graver sur le fronton de votre Académie : ECOLE DE MONTPELLIER ; jamais inscription ne fut plus l'expression d'un fait acquis.

Mais craignez la réaction pour demain, elle sera terrible à Paris de la part de cette *jeune* Ecole que vous avez distinguée de la *vieille* et qui pourra vous imputer votre changement à faiblesse ou à surprise. La réalité *matière*, va protester bientôt contre le *principe vital* hypothèse, et le danger que vous croyiez avoir conjuré vous menace plus que jamais. Il fallait prévoir et redouter tout ce qui peut sembler à une abdication. Le professeur qui semble abdiquer est un homme fini, on peut dire d'un corps savant ce que je dis d'un homme.

Vous êtes libres; je le répète, mais comme on est libre d'être ou de n'être plus.

Si non, c'est-à-dire si vous n'acceptez pas la position qui vous est faite par vos journaux et vos orateurs, il faut agir avec franchise et prudence. Voici la situation :

Le changement que vous venez de subir ou d'exécuter dans cette discussion est complexe sans être très-compliqué.

1° Vous avez changé le matérialisme, qu'on vous reprochait sous différents noms que vous savez, pour le vitalisme. Il y a eu à cet égard une manifestation complète, tout le monde a voulu être vitaliste, et on a fini par être d'accord sur ce point, qui est-ce qui peut n'être pas vitaliste? qui est-ce qui peut-être encore matérialiste?

Eh! bien, ce changement est bon et sera prospère; il faut le maintenir, c'est en cela que consistera la prudence.

2° Mais ce vitalisme général, par une singulière direction du débat académique, a pris peu à peu la tournure du principe vital. De M. Bousquet à M. Parchappe, dis-je, le vitalisme, de général qu'il était, s'est spécialisé jusqu'à passer par la filière de Montpellier d'où il est sorti avec la griffe propre que cette Ecole imprime à tout ce qu'elle touche : ***Principe vital distinct, de l'âme, ou Duodynamisme humain.***

Eh! bien, ce changement ainsi particularisé, ce Principo-vitalisme, si vous me passez le mot, doit être rejeté; c'est en cela que consistera la franchise. Avouez que c'est une surprise comme il y en a en politique, désavouez les journaux dont l'amour-propre empêcherait le retour; sacrifiez les orateurs qui maintiendraient leur dire; faites enfin tout ce qu'il faut pour conserver le Vitalisme sans Principe vital, et revenez à vous.

— Revenir à quoi? demanderez-vous.

— Je réponds : au Monodynamisme ou bien, comme le mot importe fort peu, au Monothélisme que vous reproche Montpellier. Mais c'est l'animisme de Sthall, direz-vous, et cet animisme est bien suspect de matière. C'est vrai, mais il ne faut qu'une parole pour le spiritualiser. L'âme purifie tout. Non pas l'âme de M. Piorry, non pas ce principe de vie universelle qui partant du champignon ou du molusque devient graduellement ou de progrès en progrès le principe immortel de l'humanité; j'entends l'âme humaine, c'est-à-dire ce qui fait que l'homme esprit et corps est d'une *autre* nature que le reste de l'organisation créée. C'est de celle-là que parlait Aristote, c'est de celle-là que parlait Galien, c'est de celle-là que parle saint Thomas lorsque, couvrant la thèse de son autorité immense, il répète : *anima intellectiva est forma corporis* (1).

Revenez au monothélisme et daignez vous rappeler que la *Revue médicale* est le seul journal qui soit resté à l'Ecole de Paris.

A propos de saint Thomas, vous entendrez les mots ridiculisés d'*orthodoxie*, d'*hérésie* et autres. Laissez dire l'ignorance ou l'envie et assurez-vous par vous-même que la théologie, en fait de sciences naturelles, n'a pas moins de zèle contre les hypothèses que la physiologie.

J'ai l'honneur d'être, Messieurs, avec le plus profond respect, votre tout dévoué serviteur,

Dr Sales-Girons.

(1) Saint Thomas, s'élevant aux principes suprêmes de la physiologie, s'exprime formellement contre la distinction d'un esprit vital et d'une âme intellective : « *Cum anima non ut motor tantum, sed ut forma uniatur corpori, impossibile est in uno homine esse duas animas; sed una tantum est anima intellectiva, quæ vegetativæ et sensitivæ et intellectivæ officiis fungitur.* » Je traduis mot à mot : Comme l'âme n'est pas unie au corps comme un moteur mais comme sa forme, il est impossible que dans un seul homme il y ait deux âmes. Il n'y en a qu'une l'âme intelligente, et c'est elle qui y remplit les fonctions végétatives et sensitives aussi bien que les intellectives (*Somme* de saint Thomas-d'Aquin. 76 question, 1re partie.)

PARIS. — IMPRIMERIE DE COSSON, RUE DU FOUR SAINT-GERMAIN, 43.

www.ingramcontent.com/pod-product-compliance
Ingram Content Group UK Ltd.
Pitfield, Milton Keynes, MK11 3LW, UK
UKHW021039200726
13857UKWH00005B/1826

9 782011 901255